DES MALADIES

QUI ONT RÉGNÉ A MARSEILLE

Depuis le 1er décembre 1852 jusqu'au 30 novembre 1853.

RAPPORT PRÉSENTÉ A LA SOCIÉTÉ IMPÉRIALE DE MÉDECINE

LE 18 DÉCEMBRE 1853

PAR LE Dr SIRUS-PIRONDI,

Chirurgien en chef à l'Hôtel-Dieu ;

Chevalier de l'Ordre Royal de SS. Maurice et Lazare ;
Membre titulaire de la Société Impériale de Médecine et de la Société de Statistique ;
Correspondant des Sociétés médicales de Paris, Montpellier, Bruxelles, Hambourg , Florence ;
de l'Académie Royale Médico-chirurgicale de Turin ;
de la Société Huntérienne de Londres ;
de l'Académie des Sciences et Belles-Lettres de Rome ,
et de l'Institut Médical de Madrid.

« Les diverses saisons de l'année ,
« et ce que chacune peut opérer, seront
« pour le médecin une source de médi-
« tations. »
HIPPOCRATE (De aere, aquis et locis).

MARSEILLE,

VIAL, IMPR. DE LA SOCIÉTÉ IMPÉRIALE DE MÉDECINE ET DE LA SOCIÉTÉ DE STATISTIQUE

Rue Thiers, 8.

1854.

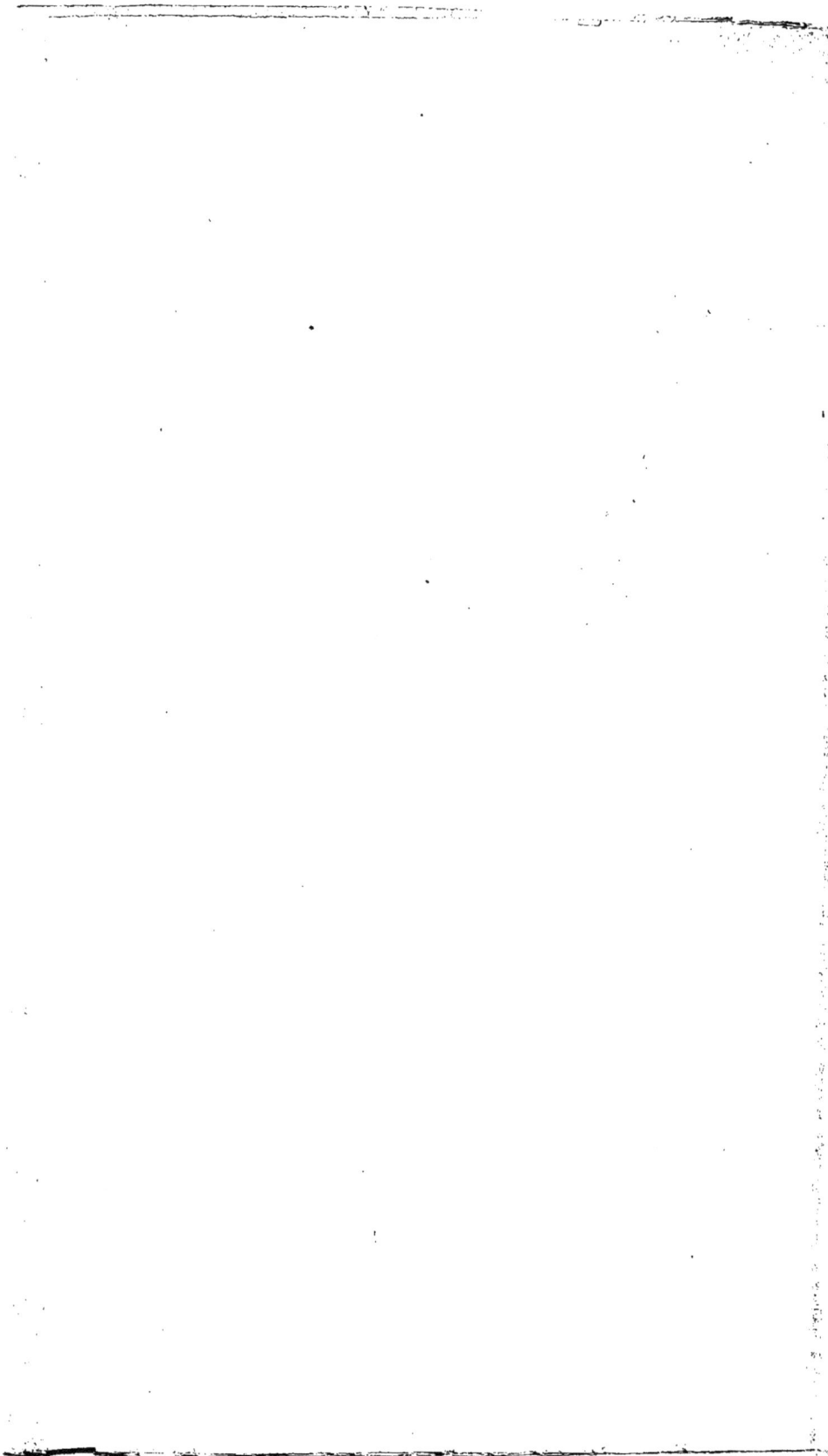

DES MALADIES QUI ONT RÉGNÉ A MARSEILLE

Depuis le 1er Décembre 1852 jusqu'au 30 Novembre 1853.

RAPPORT PRÉSENTÉ A LA SOCIÉTÉ IMPÉRIALE DE MÉDECINE

DES MALADIES
QUI ONT RÉGNÉ A MARSEILLE

Depuis le 1er décembre 1852 jusqu'au 30 novembre 1853.

RAPPORT PRÉSENTÉ A LA SOCIÉTÉ IMPÉRIALE DE MÉDECINE

LE 18 DÉCEMBRE 1853

PAR LE Dr SIRUS-PIRONDI,

Chirurgien en chef à l'Hôtel-Dieu ;

Chevalier de l'Ordre Royal de SS. Maurice et Lazare ;
Membre titulaire de la Société Impériale de Médecine et de la Société de Statistique ;
Correspondant des Sociétés médicales de Paris, Montpellier, Bruxelles, Hambourg, Florence ;
de l'Académie Royale Médico-chirurgicale de Turin ;
de la Société Huntérienne de Londres ;
de l'Académie des Sciences et Belles-Lettres de Rome,
et de l'Institut Médical de Madrid.

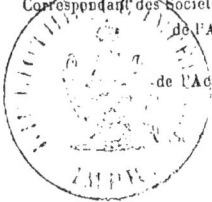

« Les diverses saisons de l'année,
« et ce que chacune peut opérer, seront
« pour le médecin une source de médi-
« tations. »
HIPPOCRATE (De aere, aquis et locis).

MARSEILLE.

VIAL, IMPRIMEUR DE LA SOCIÉTÉ IMPÉRIALE DE MÉDECINE ET DE LA SOCIÉTÉ DE STATISTIQUE

Rue Thiars, 8.

1854.

A M. le Comte de Chanterac, Maire,

et à

MM. Ch. DESOLLIERS, L' OLIVIER, MASSOL-D'ANDRÉ, DELUIL-MARTINY, Aug. FABRE et LUCE père,

Membres de la Commission administrative des Hospices civils de Marseille.

Les limites qui me sont tracées dans ce travail ne me permettant pas de donner une statistique complète de nos hôpitaux, j'ai le regret de ne pouvoir constater publiquement les importantes améliorations qui ont été accomplies et les heureux résultats déjà obtenus par votre sage et intelligente administration.

J'ose pourtant, Messieurs, vous offrir ces pages comme un faible témoignage de mes sentiments de haute considération et de sincère gratitude.

SIRUS-PIRONDI.

Marseille, le 4 février 1854.

AVANT-PROPOS.

En chargeant une commission permanente de recueillir annuellement les matériaux relatifs aux maladies qui ont plus particulièrement atteint notre population, la Société de Médecine de Marseille a voulu se conformer aux préceptes du Père de la médecine, et coopérer ainsi aux progrès de l'art en rattachant sans cesse les connaissances déjà acquises à celles que l'on acquiert chaque jour.

Il ne faudrait cependant pas s'exagérer l'importance des services que peuvent rendre de pareils travaux. Les faits n'ont réellement de valeur (à quelques exceptions près) que celle qui leur est imprimée par une bonne coordination, d'abord, et plus tard par une systématisation convenable. Or, pour bien coordonner des faits puisés aux mêmes sources, il faut qu'il en existe déjà un certain nombre offrant entr'eux, et dans des conditions données, une certaine analogie. On peut espérer alors d'en déduire des principes généraux, qui, à leur tour, serviront de base à de nouvelles déductions.

En d'autres termes, il faut savoir généraliser pour tirer de l'observation tout le profit qu'elle promet. Celui qui saura le mieux généraliser pourra seul prétendre à une *théorie durable,* et à lui reviendra l'honneur d'avoir utilisé la fertilité du sol, car : « si l'observation est le sol de la « science, les théories en sont l'industrie » (1).

Mais, s'il est permis à tout praticien consciencieux de pouvoir amasser des faits utiles, il est malheureusement donné à un très petit nombre d'en apercevoir l'enchaînement commun. Nous ne devons pourtant pas nous décourager en remplissant la tâche la plus modeste. Et puisque un ancien sage a dit : « qu'il fallait monter sur les épaules « de ses devanciers pour avoir devant soi un plus vaste « horizon (2), » ne craignons pas de nous prêter à l'exhaussement de ceux qui sauront, plus tard, faire concourir toute sorte de travaux à l'avancement de la science.

(1) DEGÉRANDO.

(2) Cette même pensée a été développée par l'illustre professeur LORDAT dans plusieurs publications qui feront longtemps la gloire de l'École de Montpellier.

PREMIÈRE PARTIE.

—⟫⟪—

I.

Considérations générales sur les maladies régnantes.

— ⸳ —

Pour mieux s'entendre sur les choses, il convient de s'expliquer d'abord sur les termes.

Qu'entend-on par constitution atmosphérique?

Qu'entend-on par constitution médicale ?

Quels sont les rapports qui existent entre ces deux ordres de phénomènes?

Dans sa plus large signification, on entend par constitution atmosphérique l'ensemble des agents extérieurs qui concourent à la formation de l'atmosphère et dont l'action est considérée par rapport à l'organisme (1).

Il y a par conséquent des constitutions froides, chaudes, humides, sèches, électriques, suivant que tel ou tel des éléments atmosphériques prédomine.

_____

(1) Gazette Médicale de Paris, 1833. — Page 12.

Lorsque ces variations, plus ou moins brusques, se sont prolongées assez de temps pour produire leur effet sur plusieurs individus à la fois, chez lesquels toutes les manifestations morbides offriront par conséquent un certain degré d'analogie, cette impression plus ou moins multipliée détermine alors les *maladies régnantes* ou la *constitution médicale*, dont le dernier terme s'appelle *constitution épidémique*.

A toutes les époques de l'année et quelles que soient les saisons et les variations atmosphériques, on observe toujours un certain nombre de maladies qui ne frappent que quelques individus isolés. Sydenham leur a donné depuis longtemps le nom de *maladies intercurrentes* ou *sporadiques*.

Il est d'autres maladies, au contraire, qui semblent intimement liées aux phénomènes météorologiques propres à chaque saison. Elles sévissent sur plusieurs individus à la fois; et les modifications éprouvées par l'économie, par conséquent le caractère des maladies régnantes, sont d'autant plus prononcés que les qualités de l'air, la température et les autres conditions météorologiques exercent elles-mêmes une action plus forte, plus continue et plus durable (1).

On est donc obligé de dire aujourd'hui comme du temps d'Hippocrate, de Sydenham, de Stoll et bien d'autres, que la constitution médicale est sous la dépendance de la cons-

---

(1) Voyez *Compendium de Médecine pratique* par MM. Monneret et Fleury. Tom. III. p. 359.

titution atmosphérique, et qu'il y a entre elles la relation de *cause* à *effet* (1).

Si les saisons sont régulières, il peut y avoir quatre constitutions médicales correspondant à chacune d'elles ; et on aura ainsi des maladies régnantes de l'hiver, du printemps, de l'été et de l'automne.

Sous un climat tempéré, l'hiver doit être froid, le printemps médiocrement chaud et humide, l'été chaud et sec, l'automne variable et humide. Ce sont là des constitutions *saisonnières régulières* auxquelles correspondent la forme catarrhale en hiver, l'inflammatoire au printemps, la bilieuse en été, et encore la catarrhale en automne ; avec cette circonstance importante à noter, qu'une constitution saisonnière exerce souvent son influence *beaucoup plus* sur les maladies de la saison suivante que sur celles qui lui sont parallèles.

En supposant donc que les choses se passent toujours d'une manière aussi régulière, il n'est pas difficile d'expliquer la corrélation qui existe dans cette succession pathogénique. Mais s'il est des pays assez privilégiés (on le dit) pour que l'évolution saisonnière soit, à chaque mois de l'année, parfaitement en rapport avec le mouvement terrestre, avouons, à notre grand regret, que Marseille ne participe pas à cette bonne fortune ; et trop souvent l'intervention du calendrier n'est pas inutile pour reconnaître au juste à quelle période de l'année ont est parvenu.

(1) Voyez les *Comptes-rendus* de la Clinique du Professeur CAIZERGUES, et notamment son *Rapport sur l'épidémie de grippe qui a régné à Montpellier* en 1837.

II.

Des Constitutions saisonnières.

Le Code épidémiologique enseigne beaucoup d'autres choses encore sur les *constitutions fixes*, les *temporaires*, les *mixtes* et les *déplacées* (1).

Mais il suffit à notre but de spécifier, d'une manière précise, tout ce qui a trait aux constitutions *saisonnières*, en général. Et nous ne saurions mieux remplir cette tâche qu'en rappelant les conclusions finales auxquelles est arrivé le savant professeur FUSTER dans un ouvrage couronné par l'Institut, et bien digne d'être médité lorsqu'on veut étudier les maladies dans leurs rapports avec les saisons (2).

Je me permettrai seulement d'ajouter aux intéressantes conclusions de M. FUSTER les explications ingénieuses fournies par SCHNURRER (3).

(1) Voyez LEPECQ de La Clotûre, *Collection d'observations sur les maladies et constitutions épidémiques.* — 1778. — Rouen.

(2) *Des maladies de la France dans leurs rapports avec les saisons.*— Paris.— 1840.— in-8°.

(3) *Matériaux pour servir à une doctrine générale sur les épidémies et les contagions.* Traduction de MM. GASC et BRESLAU. Paris.— 1815.

« 1° Pendant l'hiver où le froid est dominant, les affections inflammatoires prédominent ; et comme le froid est ordinairement accompagné de brouillards et de pluies, les affections inflammatoires vont de conserve avec les affections catarrhales et les affections muqueuses ; deux modes morbides analogues mais qui ne sont cependant point identiques (1). »

En hiver, dit Schnurrer, la respiration est plus parfaite, le sang plus oxigéné, plus coagulable ; le pouls fort, la digestion plus active ; et toutes les maladies qui se développent dans ces conditions offrent cela de commun, que les parenchymes riches en vaisseaux sanguins sont plus spécialement affectés.

« 2° Au printemps, caractérisé météorologiquement par des vicissitudes atmosphériques de toutes les sortes, participant du froid de l'hiver dans le début et de la chaleur de l'été au déclin, les maladies dominantes sont catarrhales-inflammatoires dans la première période, et catarrhales-bilieuses dans la seconde. Les organes de la respiration et de la digestion en sont le principal siège. »

Schnurrer considère, dans cette période saisonnière, les maladies catharrhales comme formant le passage à celles qui règnent jusqu'au mois de juin. L'organe cutané participe également aux maladies de cette saison, et les maladies ont une tendance générale à prendre le masque des fièvres intermittentes.

(1) Rapport à l'institut par MM. Arago et Double.

« 3° Pendant l'été, le développement de la chaleur fait prédominer les affections bilieuses. Les appareils gastrique, hépatique et intestinal se trouvent plus particulièrement atteints. »

Et en effet, dit Schnurrer, dans cette saison le foie et le système de la veine porte deviennent plus actifs. C'est par leur secours que se fait la décarbonisation du sang ; le pouls est plus petit, la sérosité du sang jaunâtre, la bouche pâteuse, la soif plus marquée que la faim, et les maladies tendent à se terminer par des évacuations critiques.

« 4° Enfin, pendant l'automne, le redoublement des variations atmosphériques remet en première ligne les affections catarrhales du printemps; avec cette différence que dans le printemps, saison variable et froide précédée d'ailleurs par le froid de l'hiver, l'affection catarrhale marche en concurrence avec les affections inflammatoires; tandis qu'en automne, saison variable et chaude, précédée au contraire par les chaleurs de l'été, l'affection catarrhale va conjointement avec l'affection bilieuse. Cette dernière combinaison se montre du reste fort susceptible de dégénérer dans des états graves, et de revêtir des formes pernicieuses. »

Schnurrer fait encore prédominer ici le système de la veine porte, et classe les maladies de l'automne, comme celles du printemps, dans les constitutions *mixtes*, participant à la fois de celles de l'hiver et de celles de l'été.

Ces propositions générales, on le voit, sont claires, précises et posées par des hommes supérieurs et pour ainsi dire spéciaux. Sont-elles pour cela à l'abri de toute objection? Nous n'oserions l'affirmer. Du moins faudrait-il ajouter à ce qui précède, ce que BAGLIVI mit à la fin de son œuvre : *de hoc scripsi in aere romano !* Et nous ne sommes pas à Rome.

III.

Influence des Constitutions médicales sur la médecine pratique.

Quelques doutes peuvent surgir dans l'esprit du praticien. Et malgré toute la vénération que l'on doit au grand nom d'HIPPOCRATE, malgré tout le respect que l'on professe pour SYDENHAM, BAILLOU et autres maîtres de la science, il est peut-être permis de se demander si toutes les minutieuses recherches auxquelles on se livre, pour bien déterminer une constitution médicale, offrent un intérêt d'application immédiate? ou si la connaissance du fait est précisément acquise lorsqu'il n'est plus temps d'en profiter.

Il faut, ce nous semble, examiner cette question sous le double rapport de la *Pathogénie* et de la *Thérapeutique.*

Pathogéniquement parlant on ne conçoit pas que l'on puisse nier l'influence des saisons, et surtout de leurs perturbations, dans la production des maladies. L'examen le plus superficiel nous montre qu'un trouble assez prononcé dans la constitution atmosphérique a pour effet immédiat, à certaine époque de l'année, de ralentir les progrès de la végétation, de la rendre tardive, languissante, et de faire pis encore, ainsi que nous venons d'en avoir un désastreux exemple. Or, admettre une pareille influence sur les végétaux, et la nier par rapport à l'homme, ce serait manquer complétement aux règles de la logique la plus élémentaire.

Mais l'impression morbide étant admise, le fait pathologique étant produit, faudra-t-il *attendre* pour arriver à l'application thérapeutique, que la connaissance complète de la constitution médicale ait eu le temps de fournir *l'indication?* Et devra-t-on suivre à la lettre les 46ᵉ et 835ᵉ aphorismes de Stoll (1) celui surtout qui nous recommande de ne pas traiter de même la même maladie en apparence, si la fièvre annuelle qui règne n'est pas la même ?

Dans l'état actuel de la science il paraît difficile de se prononcer d'une manière absolue, et le mot d'Ovide : *inter utrumque tene* pourrait trouver ici sa place.

Que si, d'un côté, des esprits par trop sceptiques n'ont pas craint d'avancer que *ce sont les théories médicales qui changent et non les constitutions* (2), il en est d'autres aussi

(1) *Aphorisme* 46. — Ne traitez pas de même la même maladie en apparence, si la fièvre annuelle qui règne n'est pas la même.

Aphorisme 835. — Les mêmes symptômes d'une maladie ne signifient pas tout-à-fait la même chose si ce n'est pas la même constitution de saison.

(2) Voy. *Diction. de Médec. et de Chir. pratiq.* Tom. 5. p. 414.

des médecins du XVIIe siècle. S'il m'était permis d'émettre un vœu, ce serait de voir le buste de notre Térence placé dans la salle de nos délibérations, pour qu'il pût assister au triomphe de ses idées.

Peut-être aussi avons-nous passé trop rapidement d'un extrême à l'autre. Peut-être encore pourrions-nous prétendre à un peu plus d'égards. Le positivisme aujourd'hui ne tient pas assez compte de ce que nous faisons pour la société. Ne devons-nous pas nous en imputer en partie la faute ?

Savez-vous comment s'explique à notre endroit le sceptique · philosophe de Ferney, le voici : *Est-il rien de plus estimable au monde qu'un médecin qui, ayant dans sa jeunesse étudié la nature, comme les ressorts du corps humain, les maux qui le tourmentent, les remèdes qui peuvent le soulager, exerce son art en se défiant, et soigne également les pauvres et les riches.*

L'Autorité supérieure, la Magistrature, l'Église même nous consultent quelquefois, car nous participons de l'Administrateur, du Magistrat et du Prêtre, sans en avoir les prérogatives. Dans les hautes questions d'hygiène publique, dans les cas si périlleux d'épidémie ; dans ceux où le libre arbitre de l'homme est mis en question, comme dans ceux où l'église peut apporter quelque relâchement à ses commandements, c'est le médecin qui est consulté et qui décide. Voilà, Messieurs, les plus belles, les plus nobles prérogatives de notre profession. Soyons en fiers, car dans ces circonstances si profondément morales, nous

2

ne relevons de personne, nous jugeons en dernier ressort.
L'Ecclésiaste a dit : *Medicus est homo Deus*. En posant
les limites de ses commandements au point de vue du ré-
gime alimentaire, l'Église a consulté l'hygiène. Le rigo-
risme qu'elle nous impose n'a pour base que la conservation
de notre santé (1). Vous connaissez la réponse de l'Arche-
vêque de Cambrai à son Royal élève qui lui demandait
l'autorisation de faire gras un vendredi saint : « *Mangez
un veau et soyez chrétien !*

Si donc, Messieurs, nous voulons maintenir nos droits
et en conquérir de nouveaux, rallions-nous; que notre de-
vise soit *Union et Travail;* et nous verrons alors nos con-
temporains rendre plus de justice encore à une profession
qui, par ses lumières et son utilité, au point de vue hu-
manitaire, non seulement ne le cède à aucune autre, mais
a le pas sur toutes les autres.

La lecture de M. le docteur MARSSEILLE, Président, a été
écoutée dans le plus grand silence et suivie de nombreux
applaudissements.

La parole a été donnée ensuite à M. Henri MÉLI, Secré-
taire-général, chargé de rendre compte des travaux de
la Compagnie pendant l'année qui vient de s'écouler ; il
s'est exprimé en ces termes :

---

(1) Il est un genre de mauvais esprits, que l'on ne peut chasser
que par le jeûne et la prière. S' MARC.
Que celui qui est *faible* mange des herbes. S' PAUL.

MESSIEURS,

L'indifférence et l'ingratitude dont le public abreuve tous
ceux qui se vouent avec probité et zèle à l'exercice de la profession médicale rehaussent nécessairement le mérite des
hommes laborieux qui consacrent leurs heures de loisir au
progrès de notre art. Au milieu d'une civilisation ni mûre ni
décrépite, et qu'on pourrait appeler pervertie parce qu'elle porte
l'empreinte du plus profond égoïsme, il est consolant de voir
des Académies, véritables aréopages de la science, marcher
droit malgré les entraves qu'on leur oppose de toutes parts,
vers un but philanthropique ; car il faut l'avouer, Messieurs,
que deviendrait l'art médical, sans ces réunions, où chacun
apporte son contingent de lumières et d'expérience, et dans
lesquelles le journalisme puise toutes ses richesses. Assurément
il deviendrait un art stationnaire pour être plus tard à la
remorque du fanatisme et de l'ignorance.

Mais les Sociétés médicales n'ont pas seulement pour but
de chercher à rétablir la santé chancelante de l'homme dans

les conditions ordinaires de la vie. On attend d'elles un bienfait non moins sacré, c'est celui d'empêcher et de prévenir l'irruption des maladies épidémiques et contagieuses.

Ces sociétés n'épargnent ni sacrifices, ni peines pour cela ; et vous avez vu naguères, à Paris, des médecins partis de tous les points de l'Europe civilisée, se réunir en Congrès, afin de trouver les moyens les plus efficaces pour épargner aux populations, les fléaux qui parfois les déciment.

Votre Académie, Messieurs, qui peut à juste droit être fière de ses travaux non interrompus depuis un demi siècle, n'est pas restée en arrière du mouvement qui s'est fait autour d'elle ; elle a voulu discuter avec M. Mélier, en mission à Marseille, les réformes projetées ou en voie d'exécution pour la réorganisation du service sanitaire.

Permettez à votre Secrétaire de commencer son compte-rendu par les paroles aussi éloquentes que lucides de l'ex-Président de l'Académie Impériale de Paris ; car je crois que dans une ville comme la nôtre, exposée, par sa position topographique et son commerce, à tous les dangers d'une invasion miasmatique, et victime dans l'espace de quinze ans de quatre épidémies de choléra, je crois, dis-je, que la question des réformes sanitaires touche de près plus que toute autre au bien-être, et à l'existence de l'homme.

Notre collègue de Paris nous a rappelé d'abord que le service sanitaire était jadis organisé de manière à prendre des mesures quarantainaires au point d'arrivée des navires ; et que l'Académie de Médecine de la capitale ayant discuté longuement l'insuffisance de ces moyens, créa un nouveau système basé sur les précautions à prendre au point de départ, en instituant un médecin dans chacune des villes suivantes : Constantinople, Smyrne, Alexandrie, le Caire, Damas et Beyruth, où la peste fait parfois d'affreux ravages.

En 1850, poursuit notre honorable correspondant, on éta-
blit en outre, dans les villes principales du littoral français
des directeurs et des commissions sanitaires chargés de prendre toutes les précautions possibles pour les provenances de
l'étranger. On obtenait ainsi un triple avantage : celui de la
surveillance au départ, de la surveillance pendant la traversée,
et de la surveillance au point d'arrivée des navires.

Mais pour que ces institutions pussent donner un résultat
positif, il fallait les faire adopter dans les autres pays. De là
la pensée d'un Congrès sanitaire international.

Le programme de ce Congrès tenu à Paris, en 1850, a été
rédigé par la France; les dix autres puissances qui bordent
la Méditerranée plus le Portugal ont été invitées à y envoyer
deux délégués dont l'un représentait l'élément commercial et
diplomatique, l'autre, l'élément médical. La pensée exclusive
et dominante a été la question sanitaire et commerciale. et en
respectant les diverses opinions, on a écarté toute discussion
politique ou relative à la nature contagieuse ou épidémique des
maladies.

Après deux mois de séances non interrompues, le Congrès
clôturait ses travaux en faisant paraître deux volumes in-folio,
où se trouvent la convention sanitaire, le réglement qui en
détermine l'application et les procès-verbaux de toutes les
réunions.

Il est écrit dans la convention :

1° Que les puissances qui ont pris part au Congrès et qui
adhéreront à ses actes seront astreintes à s'y conformer ;

2° Qu'il y aura un échelle de maximum et de minimum pour
ce qui concerne l'application des mesures générales établies
par le Congrès, et cela selon les climats; le voisinage d'un
pays infecté, les idées d'une population.

3° Que les moyens quarantainaires seront exclusivement appliqués aux trois affections : peste, fièvre jaune et choléra.

Pour éviter que de faux bruits basés sur des lettres particulières ou des ouï-dire ne fussent accrédités, la Conférence a décidé qu'à l'avenir il ne suffira pas que l'on dise que telle maladie existe dans tel pays, il faut encore qu'il y ait preuve acquise, et les quarantaines ne commenceront que du jour où l'on aura des renseignements officiels. Les médecins délégués seront obligés de déclarer aux conseils supérieurs si une maladie s'est montrée, et de faire un rapport qui sera annexé à la patente des capitaines.

Le doute sera interprété dans le sens de la plus grande prudence.

Pour éviter que les décès dus à la mauvaise nourriture ou à un foyer d'infection des navires ne fussent portés sur le compte d'une maladie transmissible, le Congrès a décidé que les autorités sanitaires visiteront le bord avant le chargement et s'enquerront avant le départ de la condition des aliments et des boissons destinés à l'équipage et aux passagers. Et dès l'arrivée si un navire n'est pas dans les conditions exigées par les réglements, il pourra être soumis à une quarantaine, bien que les passagers et les hommes du bord ne présentassent aucun symptôme de maladie.

Il sera établi dans chaque pays adhérent un conseil sanitaire, composé d'un directeur responsable représentant le gouvernement, et d'une administration consultative représentant la localité.

Des douze puissances qui avaient leurs délégués au Congrès, six, jusqu'à présent, ont accepté ses décisions, ce sont : la France, le Portugal, la Sardaigne, la Toscane, la Turquie et la Grèce. La convention et le réglement sont maintenant les lois sanitaires de ces six pays. Il y a lieu d'espérer que Naples, l'Angleterre, l'Autriche, etc., ne feront pas attendre longtemps leur adhésion.

En ce moment la France maintient à ses frais six médecins en Orient, chargés d'informer le gouvernement de l'état sanitaire des pays où ils résident et de visiter les navires avant le départ, mais la Conférence a décidé en outre, qu'on demanderait à la Turquie de consolider ses institutions sanitaires, en maintenant dans son conseil supérieur les délégués des puissances, et qu'on enverrait vingt autres médecins en Orient pour occuper des postes secondaires.

Quant à ce qui regarde la fièvre jaune, on espère pouvoir sous peu instituer en Amérique, un système complet d'observation et de surveillance comme en Orient. Le ministère de la marine a déjà organisé un service dans toutes nos colonies, mais si cela ne suffisait point, on y enverrait des médecins sanitaires.

Après l'éloquente improvisation de M. MÉLIER, plusieurs membres ont pris la parole, afin d'être bien renseignés sur plusieurs articles du règlement et sur la manière dont on les appliquerait à Marseille. Notre honorable correspondant a satisfait, avec toute la courtoisie qui le distingue, aux désirs exprimés par la compagnie.

Une autre question soulevée au commencement de 1852, par l'Académie de Paris, a été longtemps agitée dans cette enceinte. Un membre qui est à la fois un savant accoucheur et un praticien consommé, vous a demandé un rapport sur un ouvrage par lui publié sous le titre de l'*Avortement provoqué dans les cas de rétrécissement extrême du bassin.* Vous avez chargé de cette rude tâche l'honorable M. Dugas qui a fait du mémoire de M. le docteur Villeneuve une analyse irréprochable.

Le professeur de l'École de Marseille se demande d'abord si la religion, la loi et la science autorisent le médecin à provoquer l'avortement, c'est-à-dire à tuer scientifiquement un être pour en sauver un autre, et il en vient à cette conclusion qu'au point de vue moral et religieux, l'avortement provoqué est absolument illicite, dans les cas de rétrécissement extrême du bassin : 1° Parce qu'on tue toujours le fœtus avec certitude et volonté ; 2° parce qu'il n'est pas exact de dire que dans ces cas la mère soit vouée à une mort certaine si elle est soumise à l'hystérotomie ; 3° parce qu'il est permis d'espérer, par le grand nombre de succès déjà obtenus, qu'en rendant les conditions plus favorables qu'elles ne le sont à Paris, on pourra sauver les deux êtres à la fois.

Au point de vue judiciaire, M. Villeneuve nous dit que la loi ne peut approuver ce que la religion condamne sous peine de confusion et d'anarchie ; que le médecin n'a point le droit de vie et de mort, et partant il ne peut pas choisir entre la mère et l'enfant, dont il doit tâcher de conserver l'existence. S'il ne le fait pas, il commet un délit et se rend passible de l'art. 317 du code pénal ; et qu'enfin, on ne peut pas fournir à la femme le moyen de violer le droit de donner une postérité à son mari.

En passant à la question scientifique, l'auteur affirme qu'il existe un petit nombre de cas dans lesquels l'opération césarienne serait nécessaire, si les connaissances obstétricales étaient répandues. Ainsi chez une femme dont le bassin a de 75 à 90 millimètres, l'accouchement avant terme peut et doit être pratiqué. Au dessous de 75 millimètres on doit avoir recours à l'hystérotomie.

L'opération une fois jugée nécessaire, si elle est pratiquée de bonne heure, les chances de succès sont très nombreuses, car au dessous de 75 millimètres on doit prendre les mesures favorables et opérer. Mais de 75 à 81 millimètres, quand on a négligé de provoquer l'accouchement en temps utile et qu'on a laissé la femme s'épuiser dans les douleurs ; que les eaux se sont écoulées depuis longtemps, les chances favorables diminuent et on a souvent à déplorer des insuccès. M. VILLENEUVE pense que tous les enfants pourraient être sauvés et que plus de la moitié des mères seraient guéries, que la vie, en un mot, serait conservée aux trois quarts des personnes confiées à la sollicitude médicale, si on suivait les prescriptions qu'il indique.

Dans les cas de vomissements opiniâtres qui pourraient compromettre l'existence de la mère et le produit de la conception, M. VILLENEUVE pense que des hommes spéciaux, réunis en consultation, peuvent, en présence d'un danger réel, provoquer l'avortement.

Dans les cas où la grossesse est arrivée à terme chez une femme à bassin vicié, l'existence de l'enfant étant douteuse, l'auteur préfère l'hystérotomie à la céphalotriptie.

Les 69 observations d'opération césarienne relatées dans l'ouvrage de M. VILLENEUVE, ont donné 43 guérisons, 24 morts et deux cas dont le résultat est douteux. Ces 69 femmes ont donné 47 enfants vivants, 18 morts-nés, 22 dont le sort est inconnu. en tout 87 enfants, dont 2 jumeaux provenant des 69 femmes qui ont subi 86 opérations césariennes. Cette opération a été pratiquée une fois sur 62 femmes, deux fois sur quatre, quatre fois sur une, cinq sur une, et sept fois sur une dernière.

L'idée scientifique et dominante dans le travail de M. VILLE-

NEUVE est : que l'hystérotomie exécutée dans des circonstances favorables, peut sauver deux individus, dans un grand nombre de cas, et que les femmes opérées avant ou peu après la rupture des membranes guériront presque toutes.

L'auteur termine son ouvrage en exprimant le désir que la question suivante soit posée devant l'Académie Impériale de Paris : Rechercher les causes qui, dans le 19e siècle, ont rendu essentiellement mortelle l'opération césarienne, qui, dans le 18me, présentaient des succès incontestables. Indiquer les moyens les plus propres à ramener ces conditions favorables si cela est possible, et dans le cas contraire, désigner les localités dans lesquelles ces opérations réussissent le plus souvent, afin d'y fonder des établissements en faveur des pauvres, qui, par leur conformation, seraient forcées de subir l'opération césa- rienne.

Le rapport élégant et fidèle de M. Dugas se termine par l'éloge du travail de M. Villeneuve, non seulement pour ce qui concerne la forme et le fond, mais encore pour la ma- nière courtoise avec laquelle l'auteur combat les doctrines de ses antagonistes. M. Dugas regrette seulement que M. Villeneuve veuille laisser appliquer à ceux qui provoquent l'avortement médical, l'article 317 du code pénal, qui ne devrait trouver son application réelle que pour ceux qui pratiquent cette opération dans un but criminel.

Votre honorable rapporteur finit par proposer des remerci- ments à M. Villeneuve et le dépôt de son ouvrage aux archives.

Après la lecture de M. Dugas, MM. Beullac, Sirus-Pirondi, Ulo, Martin de Roquebrune, Spitzer, Girard, Serre d'Alais, demandent la parole pour discuter les opinions de M. Ville- neuve. M. Beullac, étant inscrit le premier, prend immédiate- ment la parole.

Depuis plus d'un demi-siècle, dit-il, la provocation de l'avortement dans les cas de retrécissement extrême du bassin a été pratiquée par les anglais. En France où l'on a eu déjà tant de peine pour introduire l'accouchement prématuré artificiel, la question de l'avortement est en suspens et on n'a pas encore un ouvrage qui traite de cette matière.

M. Villeneuve, fort de son savoir et de ses convictions, est descendu dans l'arène ; il a eu le courage d'aborder un sujet si délicat ; et dans un ouvrage digne d'éloges sous tant de rapports, il a manifesté ses opinions d'une manière franche, nette et absolue. Malheureusement notre savant collègue a traité la question juridiquement et théologiquement là où il s'agissait d'un sujet scientifique ; j'ai besoin de le dire, la science seule doit ici parler, car c'est toujours une maladie qui donne l'indication de l'avortement.

Le progrès est là, et quiconque empêche l'autorité religieuse de marcher avec le siècle, manque le but de notre religion qui est la meilleure de toutes, parce qu'elle porte dans son sein les principes de toute vérité et de tout progrès.

Je prends la liberté de vous rappeler, Messieurs, l'origine de la discussion qui eut lieu au commencement de l'année passée, dans l'Académie Impériale de Paris, sur le sujet qui nous occupe.

M. Cazeaux, en juin 1846, d'abord, et M. Paul Dubois, huit ou dix mois plus tard, avaient provoqué l'avortement chez la nommée Julie Gros, dont le bassin offrait cinq centimètres dans son diamètre sacro-pubien. Cette malheureuse femme étant enceinte pour la troisième fois, en 1850, se présenta chez M. Lenoir, et cet habile accoucheur n'hésita pas un instant à suivre l'exemple de M. Cazeaux et de M. Dubois. Il obtint, comme eux, un plein succès : *toutefois songeant aux embarras que pourraient éprouver ceux de ses confrères qui ne se trouvant pas dans des conditions où il était, seraient abandonnés à eux-mêmes, M. Lenoir a pensé qu'il y aurait peut-être quelque utilité pour la pratique à provoquer de la part de l'Académie une approbation ou un blâme qui, empruntant à la haute position que ce corps savant occupe, une autorité incontestable, servirait pour toujours de règle absolue.* (Rapport de M. Cazeaux, séance du 10 février 1852.)

C'est sur le mémoire présenté à l'Académie par M. Lenoir que M. Cazeaux fit le rapport que vous connaissez tous.

Dans cet admirable travail, l'ancien élève de M. Dubois, passe en revue toutes les maladies qui exigent la provocation de l'avortement; de ce nombre sont : les tumeurs pelviennes qu'on ne peut ni inciser, ni exciser, les rétrécissements extrêmes du bassin et les hémorrhagies graves.

Les conclusions adoptées par l'Académie Impériale de Paris, conclusions qui laissent à la conscience individuelle des praticiens l'appréciation des cas qui peuvent paraître nécessiter cette opération, sont dictées par une haute sagesse, car la question de l'avortement intéresse à la fois, la science, la morale et la législation.

Notez bien cependant que des sept membres qui ont pris part à la discussion, six (Cazeaux, Dubois, Danyau, Velpeau Chailly, Adelon) sont de très habiles accoucheurs et ont partagé les opinions de M. Cazeaux. M. Begin seul, homme de science et de cabinet, après avoir traité la question au point de vue philosophique et théologique, proposa des conclusions quelque peu dissemblables à celles de la commission.

Après avoir ainsi tracé l'historique des discussions de l'Académie de Paris, M. Beullac arrive à la question et la pose en ces termes :

Lorsqu'une femme affectée d'une étroitesse extrême du bassin est enceinte, peut-on, doit-on, dans l'état actuel de la science obstétricale et de la civilisation, provoquer l'avortement lorsqu'on connaît pertinemment l'issue funeste qui attend la mère et l'enfant au terme de la grossesse ?

L'étroitesse du bassin soulève deux questions importantes : la première s'adresse d'une manière directe à la science des accouchements, la seconde à la morale et à la philosophie de cette science elle-même ; l'une aussi à l'humanité toute entière (car partout où il y aurait une femme on pourrait rencontrer un bassin vicié) et l'autre indirectement à la morale ; je dis indirectement parce que l'avortement direct est un crime d'autant plus exécrable, qu'il s'adresse à un être qui n'a pour toute garantie, que le lien moral qui le rattache à la société.

Quant à l'avortement dont il est ici question, je me plais à l'appeler indirect parce que entre l'idée et l'acte, il y a un état intermédiaire qui est la maladie : maladie d'autant plus appréciable, que le compas à la main on peut s'assurer de l'impossibilité d'avoir un enfant viable et qui en mourant doit inévitablement tuer la mère.

M. VILLENEUVE d'accord en cela avec MM. DUBOIS et DANYAU admet la provocation de l'avortement dans les cas de vomissements, d'hémorrhagies foudroyantes, etc. Mais est-on sûr dans ce cas là de ne pas se tromper ? non, mille fois non, car vous ne savez pas si l'hémorrhagie et les vomissements appelés incoërcibles persisteront ou viendront à s'arrêter, de façon que vous pourrez provoquer l'avortement là où il faudrait rester dans l'inaction, et vous resteriez peut-être dans l'inaction là où il faudrait agir. Mais je reviens à la question.

Quel serait le sort d'une femme qui, atteinte d'un rétrécissement extrême du bassin, arriverait au neuvième mois de la grossesse? Les douleurs une fois parvenues à feur apogée donneront lieu à l'écoulement des eaux ; le fœtus arc-bouté entre le pubis et le fond de la matrice sera, pour ainsi dire, broyé par les fortes contractions de cet organe qui se déchirera peut-être. Dès lors l'enfant cesserait de vivre et la mère tomberait dans l'agonie. Que peut l'art en pareille circonstance?

On essaye de faciliter l'accouchement par le crochet mousse ou par la symphyséotomie; on pratique la céphalotriptie, l'embryotomie, ou l'on attend tranquillement et les bras croisés la mort de la mère pour extraire un enfant qui, probablement, n'est qu'un cadavre; ou enfin on cherche à sauver les deux êtres à la fois, en pratiquant, du vivant de la mère, l'opération césarienne.

La symphyséotomie ne donne tout au plus que quelques millimètres d'agrandissement aux diamètres du bassin, amène plus tard des abcès souvent mortels, et rend la femme infirme pour toute sa vie. C'est un moyen auquel on a renoncé.

« Le crochet mousse endommage fortement le fœtus et la matrice, et on peut le compter au nombre des moyens destructifs, tels que la céphalotriptie et l'embryotomie. Les deux opérations dont je viens de parler, compromettent si gravement la vie de la mère, que pour la plupart des praticiens la mort du fœtus n'est pas dans ces cas une contro-indication formelle à l'hystérotomie : celle-ci étant moins dangereuse pour la mère que l'extraction du cadavre mutilé.

Reste l'opération césarienne.

Les plus grands accoucheurs du commencement de ce siècle, Antoine Dubois, Baudelocque, Capuron, etc., ont rejeté unanimement cette opération, parce qu'ils savaient qu'elle est fatale à presque toutes les femmes et laisse peu d'espoir de sauver l'enfant lorsqu'on la pratique trop tard.

Les accoucheurs de notre époque ont renoncé aussi à l'hystérotomie, faute de relevés plus rassurants, car MM. Cazeaux
et Danyau admettent quatre morts sur cinq opérés, et
M. Chailly, après de longues et laborieuses recherches mo-
dernes, a prouvé que la statistique de M. Baudelocque, qui
donne neuf morts sur dix opérations est encore en deçà de la
vérité.

Les tableaux consignés dans l'ouvrage de M. Villeneuve,
pourraient bien diminuer les craintes, malheureusement trop
fondées sur une opération aussi grave. Mais êtes-vous sûrs que
malgré les efforts prodigieux de notre collègue, sa statistique
soit exacte? (1)

M. Villeneuve nous parle de soixante-neuf opérations césariennes pratiquées dans l'espace de trois quarts de siècle à peu
près, en Amérique, en Allemagne, en Angleterre, en France,
en Belgique et en Italie, ce qui ferait une opération environ
pour chaque année, dans tous ces pays réunis. Or, est-il possible que dans ce laps de temps on n'ait pratiqué qu'un aussi

---

(1) M. Beullac nous a communiqué une note tirée du *Moniteur
des Hôpitaux*, Septembre 1853. n° 111, contenant le résultat de
quarante et une opérations césariennes pratiquées dans le duché de
Nassau, depuis 1821 jusqu'à 1843.

De ces quarante et une opérations vingt-neuf ont été faites sur
des femmes qui avaient cessé de vivre.

Une chez une femme qui présentait une grossesse extra-utérine
et mériterait plutôt le nom de gastro-tomie.

Des onze femmes qui restent et chez lesquelles le diamètre
antero-postérieur du bassin variait d'un pouce à deux pouces et
trois quarts, dix ont succombé, une seule a survécu. Quant aux enfants sept sont nés vivants, un a subi la craniotomie et les trois
autres sont morts.

petit nombre d'hystérotomies ? Ne serait-il pas plus logique de croire que la plupart des insuccès ont été passés sous silence ; et d'un autre côté, pour répondre à mon honorable collègue sur ce qu'il dit à la page 96 : que l'hystérotomie sauve plus d'individus que l'avortement provoqué, ne pourrai-je pas affirmer que l'on n'a jamais mis en ligne de compte les avortements criminels que des sages-femmes et des médecins indignes de ce nom provoquent tous les jours, sans que la mère coure un danger positif ?

M. VILLENEUVE nous dit que l'hystérotomie réussit mieux dans les cas de rétrécissement extrême du bassin ; moi je prétends que cette circonstance ajoute des éléments pathogéniques qui aident à la production de la gangrène ; car avec une angustie très prononcée l'utérus est plus irritable, parce qu'il est plus resserré, son col trouve de la difficulté pour opérer son entière évolution, et les lochies, ne pouvant pas s'écouler librement par les voies naturelles, traversent et baignent les parties blessées.

Pour ce qui regarde la question judiciaire, j'aurais l'honneur de vous rappeler que d'après ZACCHIAS, VERNANDON, FODÉRÉ, BELL, MARC, HEISTER, ASSALINI, NÉGÈLE et une foule d'autres

Les causes des diverses angusties pelviennes chez les onze femmes dont nous venons de parler peuvent être ainsi classées :

Exostose	1
Osteostéatome	1
Rachitis	1
Rétrécissement	3
Ostéomalacie	5

Total. 11

M. Carnot sur l'*utilité* ou les *dangers* de la vaccine ; et il corrobore en tous points les judicieuses recherches entreprises à ce sujet par M. Barth (1).

On doit se rappeler le thème, j'oserais presque dire le paradoxe soutenu par M. Carnot. Pour lui la fièvre typhoïde se serait substituée à la variole et la vaccine n'aurait eu d'autre effet que de *déplacer* la mortalité.

Nous ne répéterons pas tout ce qui a été dit de sensé à l'Académie de Médecine de Paris, par MM. Roche, Requin et Velpeau en réponse à ce thème qui n'était plus soutenu, cette fois, par un officier d'artillerie, mais par un docteur de la Faculté (2).

Le vote unanime de l'Académie a fait, sans doute, ample justice du paradoxe. Mais M. Barth a voulu encore mieux faire que cela, et prenant la chose au sérieux, il a prouvé par des observations authentiques, que la variole chez les non-vaccinés ne les préserve pas de la fièvre typhoïde et que les individus atteints déjà par la fièvre typhoïde ne jouissent d'aucune immunité pour la variole.

Nous pouvons maintenant ajouter aux faits recueillis par M. Barth à l'hôpital Beaujon, les observations suivantes : Deux individus à peine convalescents d'une fièvre typhoïde grave, ont été atteints, à l'Hôpital militaire, par la variole qui a été confluente chez le plus âgé. Chez un

(1) *Gazette hebdomadaire de Médecine et de Chirurgie.*

(2) M. Ancelon.

troisième, jeune homme apporté à l'Hôtel-Dieu au début d'une fièvre typhoïde et couché à la salle St-Joseph, il a été facile de constater sur le visage et les mains les traces indélébiles d'une ancienne variole.

III.

Observations fournies par la pratique civile.

Les relevés nosographiques des deux grands établissements hospitaliers, tels que nous venons de les résumer, peuvent suffire assurément pour donner une idée générale de l'état sanitaire de la population pendant l'année 1853. Il nous a paru toutefois utile de connaître aussi ce qui avait été observé dans la pratique civile; et, dans ce but, nous ne pouvions mieux faire que de nous adresser aux honorables collègues qui nous avaient été associés dans la commission des maladies régnantes (1).

Je transcrirai brièvement les renseignements qu'ils ont bien voulu me fournir.

(1) La commission désignée par la Société Impériale de Médecine pour l'année 1853, était composée de MM. BEULLAC, Président ; AUBANEL; VILLENEUVE; BOUSQUET ; ROUX (de Brignoles); P.-M. ROUX ; ROLLAND ; SEUX ; MÉLI ; MARSSEILLE et SIRUS-PIRONDI, Secrétaire-Rapporteur.

M. le docteur Beullac a observé beaucoup de fièvres éruptives et plus particulièrement la variole pendant le premier semestre de l'année, un peu moins dans le second. Les affections inflammatoires des voies aériennes et la fièvre typhoïde lui ont paru sévir surtout au commencement de l'hiver et vers la fin de l'été. Beaucoup de fièvres intermittentes (1) et non moins d'éruptions furonculeuses se sont présentées à son observation dans tout le courant de l'année.

La pratique de M. le docteur Rolland lui a fourni des remarques parfaitement analogues à celles qui précèdent, mais, a-t-il ajouté, beaucoup d'autres maladies ont affecté une marche *périodique* très-caractérisée ; et il en a été d'autant plus frappé que dans les années précédentes ces types particuliers avaient été plus rares.

Grand nombre de fièvres éruptives, d'affections catarrhales et typhodes ont été également signalées par M. le professeur Roux (de Brignoles) comme ayant régné pendant toute l'année, mais avec plus de fréquence dans les trimestres d'hiver et d'automne. Les observations de M. Roux concordent aussi avec celles de M. Froment et les nôtres en ce qui concerne la forme catarrhale affectée par beaucoup de maladies, à l'époque surtout où l'abaissement subit de température est venu arrêter la végétation et ruiner les espérances de l'agriculteur.

(1) Voyez le *Rapport sur les maladies régnantes de* 1852, par M. le docteur Dugas.

MM. Marsseille, Seux et Méli nous ont fourni, à leur tour, des renseignements pratiques qui ne diffèrent pas de ceux qui précèdent. Toutefois, ils ont plus particulièrement appelé notre attention sur la fréquence de la variole pendant les premiers neuf mois de l'année, et sur la forme grave que l'éruption furonculeuse a pris dans les vieux quartiers de la ville, surtout vers le quai de l'Hôtel-de-Ville si improprement appelé *quai du Nord*.

Un de nos honorables confrères a failli devenir lui-même victime d'un anthrax-charbonneux. Et le nombre de personnes qui en ont été atteintes dans un court laps de temps a été assez considérable pour que le Conseil d'hygiène et de salubrité, dont la vigilance ne se ralentit jamais, ait cru devoir en instruire l'autorité.

D'après un rapport fort explicite inséré dans le compte-rendu général et annuel de ce corps scientifique (1), il paraîtrait que le débarquement et le baquettage, sur le quai, des peaux sèches et en saumure, ne sont pas étrangers à la fréquence de cette grave manifestation morbide. et cette explication du fait nous semble offrir une certaine probabilité. L'exactitude et l'impartialité nous font cependant un devoir d'ajouter que vers l'époque signalée par le rapporteur M. Marsseille, nous avons observé (2) deux cas d'*anthrax très grave*, au haut de la rue Sylvabelle et

(1) Année 1853. p. 223.

(2) Il nous a été affirmé que d'autres faits de ce genre ont été observés à la Plaine et à Longchamp.

à l'Hôtel des Bains du Prado, quartiers parfaitement aérés et
fort éloignés du débarquement et du baquettage des peaux.

IV.

Remarques générales.

En présence des divers tableaux et renseignements que
nous venons de transcrire, l'analyse la plus superficielle
peut décider si le résultat pathologique est *souvent* d'accord
avec les variations atmosphériques, et reconnaître ainsi
les liens qui rattachent l'un à l'autre les deux termes de la
proposition.

Citons quelques exemples.

Le 6 avril, à 3 heures du soir, le thermomètre marque
+ 22°4; le 15 la température est déjà descendue à + 4°8
soit 18° degrés de différence. Le 10 mai, à 3 heures du soir,
le thermomètre marque encore + 22°6, et au 15 juin,
malgré la saison avancée, il est descendu à + 11°3. Aux
mois d'avril, mai et juin les variations indiquées par le
baromètre et par le psychromètre ne sont pas moins remarquables. Dans ces mêmes mois on a observé aux hospices et
en ville un grand nombre d'affections inflammatoires ai-
guës, notamment des pneumonies et des pleurésies graves.

Le thermomètre étant à + 31°7 le 29 juillet, descend à
+ 17°1 vers le milieu d'août; à la même époque il est

tombé à Marseille 28^{mm}6 d'eau, tandis que dans le mois précédent la quantité d'eau est représentée par le chiffre insignifiant de 0^{mm}5. Dans ce même mois d'août on a observé à l'Hôtel-Dieu plusieurs cas de rhumatisme articulaire aiguë et même circonstance a été notée à l'Hôpital militaire et en ville, à une époque cependant peu favorable à cette individualité morbide.

L'affection varioleuse s'est ralentie pendant les fortes chaleurs et a repris une nouvelle vigueur au mois d'octobre, à la suite des nombreuses vicissitudes atmosphériques signalées aux mois de septembre et octobre.

Nous ne multiplierons pas davantage ces faciles rapprochements. Tous les corps jouissant d'une certaine vitalité sont soumis à l'influence des saisons ; l'homme, le plus susceptible de tous les êtres, ne saurait se soustraire à leur action. Mais il ne faut pas oublier que nous sommes à la fois *dépendants* et *indépendants* du milieu que le climat représente (1), ou, si l'on aime mieux, que notre dépendance organique peut être considérablement modifiée par notre dynamisme vital. Conséquemment il ne faut pas s'attendre à trouver chez tous les individus les mêmes impressions morbides, quoique tous aient été soumis aux mêmes vicissitudes atmosphériques.

Nous avons déjà dit, page 32, que des traitements diffé-

(1) Voyez l'intéressant mémoire intitulé : *Considérations sur les relations de l'être humain avec le monde extérieur par M. le professeur* RIBES. — Montpellier 1843.

rents avaient fournis des résultats analogues. Or, ne pouvant mettre en doute l'habileté des praticiens, il faut conclure qu'ils se sont trouvés en présence de malades *différents* quoique atteints de maladies *semblables*.

V.

Des changements du climat de Marseille.

Arrivé au terme de notre rapport, et comme conséquence de tout ce qui précède, il est une question qui se présente à notre examen ; nous n'avons pas la prétention de la résoudre, mais il ne sera peut-être pas sans intérêt de la traiter.

En réfléchissant, en effet, aux nombreuses variations météorologiques journellement constatées, et à la fréquente reproduction de certaines individualités morbides, jadis rarement observées à Marseille, il est, ce nous semble, tout naturel de se demander si le climat de cette ville a changé et change.

Au dire des mathématiciens une réponse négative serait seule acceptable ; et tout dernièrement encore l'honorable M. WALZ nous confirmait, dans une lettre qu'il a bien voulu nous adresser, l'opinion émise à cet égard par l'illustre astronome (1) dont la France déplorera longtemps la perte.

(1) M. ARAGO.

Le Comte de VILLENEUVE à qui l'on est redevable d'une des meilleures statistiques (1) départementales qu'on ait publié, prête lui aussi, en partie du moins, l'appui de son talent à l'opinion des physiciens et tout en ne niant pas que notre sol n'ait subi d'importantes modifications, il les relègue au commencement de l'ère chrétienne.

Mais ce n'est pas la première fois que l'observation médicale ne se trouve pas parfaitement d'accord avec celle des physiciens et plusieurs dissidences de ce genre ont été de tout temps signalées, notamment dans des articles spéciaux fort remarquables de la *Gazette Médicale* de Paris (2). On peut du reste les expliquer sans blesser l'amour-propre d'aucune des deux parties, en faisant observer que les uns tiennent compte presque exclusivement de la moyenne de température, tandis que pour les autres les variations brusques et incessantes qui bouleversent les saisons, constituent l'une des principales causes pathogéniques.

Ne voulant donc pas m'en rapporter exclusivement aux astronomes, j'ai voulu interroger les traditions médicale et historique, et voici les données qu'elles m'ont fourni sur ce sujet.

Dans un excellent mémoire sur la topographie médicale de Marseille, présenté à la Société royale de Médecine le 31 décembre 1779, RAYMOND, auteur de plusieurs

---

(1) Statistique du département des Bouches-du-Rhône, dédiée au Roi, et publiée d'après le vœu du Conseil général du département, par M. le Comte DE VILLENEUVE. MDCCCXXIX.

(2) Année 1837. — page 321.

autres travaux importants sur les constitutions médicales,
trace les lignes suivantes : page 79 « Le terroir (de Marseille) est, pour la plus grande partie, sec, maigre,
pierreux, sablonneux, argileux; il est usé par une culture
de 24 siècles. »

Plus loin page 79.— « Les pluies ne durent communé-
ment point, parce que le Nord-Ouest se lève bientôt; et
même lorsque le ciel semble disposé à favoriser les terres
avides d'eau, ce vent vient trop souvent dissiper avec les
nuages les espérances du cultivateur. »

Page 80.— « Les vents du Nord ou du Nord-Nord-Ouest
se lèvent principalement en hiver, surtout en novembre et
décembre.

Page 81.— « La succession des vents est assez régulière
quant aux saisons! »

Enfin page 83. — « Si cette contrée est tempérée pour
l'intensité de la chaleur, elle ne l'est pas pour le degré
d'humidité. La sécheresse y domine, tant à cause de la con-
tinuité du vent de Nord-Est qu'à raison de l'état pierreux
et sablonneux du sol peu revêtu d'arbres, et qui manque
d'ailleurs d'une suffisante quantité d'eau pour l'arrosage. »

Quant aux observations barométriques, RAYMOND affirme
page 85 « avoir vu *quelquefois* la colonne de mercure des-
cendre jusqu'à 3 lignes *au dessus* de 27 pouces et *une
seule fois* à 27 pouces même. » —Or, cejourd'hui, 14 décembre à 3 heures du soir, notre baromètre marque près
d'une ligne *au dessous* de 27 pouces (728^{mm}) et ce n'est
pas la première fois de l'année que nous constatons ce fait.

Je crois inutile de multiplier ces citations ; je rappellerai seulement le curieux passage par lequel RAYMOND termine la première partie de son mémoire : page 89. « Le climat de Marseille, dit-il, distingué par sa pureté, sa douce température et principalement par sa sécheresse, offre un modèle de comparaison avec les climats des grandes villes de l'Europe. »

J'avoue que le portrait me paraît aujourd'hui manquer de quelque ressemblance.

Passons à une autre preuve. L'historien érudit et sagace qui a déjà tant travaillé et qui travaille sans-cesse à exhumer des vieilles archives marseillaises tout ce qui concerne l'état physique et moral de cette contrée, depuis les temps les plus reculés jusqu'à nos jours, ne conserve pas le moindre doute aujourd'hui sur les changements survenus à notre climat. Et l'opinion de M. Augustin FABRE doit être d'autant plus sérieusement prise en considération, qu'elle est basée sur l'étude comparative des habitudes domestiques, des usages, des réglements administratifs et, en un mot, d'une masse de minutieuses recherches qu'un homme de sa valeur et de sa persévérance pouvait seul entreprendre.

Enfin, si en rétrécissant l'horizon où nous sommes placés, nous interrogeons ceux de nos honorables collèguesqui sont établis à Marseille depuis grand nombre d'années, la plupart, si ce n'est tous, s'accordent à reconnaître que de notables changements se sont manifestés dans la fréquence et la succession des vicissitudes atmosphériques, et, par suite, dans l'apparition de certaines individualités morbides. Notre cher et très-vénéré doyen, M. le docteur CAUVIÈRE, nous a surtout signalé la fréquence inusitée jusqu'à ces derniers temps, des affections périodiques. L'honorable M. Sue, directeur de l'Ecole de Médecine, n'a pas une manière de voir différente de celle de M. Cauvière. Or, nommer des praticiens aussi experts dans l'art d'observer, c'est donner à l'observation elle-même le dernier degré de certitude.

Le climat a donc changé. Reste à savoir où sont les causes de ce changement.

Evidemment elles sont multiples ; et sans les énumérer toutes, on peut dire, en général, que si la main de l'homme transforme, au gré de son intelligence, *les déserts en prairies* et *les rochers en jardins*, l'industrie aussi, à mesure qu'elle progresse, ne craint pas de multiplier autour de nous des causes d'insalubrité, en accumulant un surcroît de population dans les quartiers les moins aérés, et en infectant l'atmosphère ou en imprégnant le sol de substances plus ou moins délétères (1).

Un mémoire vient de paraître tout récemment dans le but, dit l'auteur, de *rechercher l'influence que peut exercer l'éclairage au gaz sur la santé des masses dans les grandes villes.* Peut-être la part faite à l'acide sulfhydrique par M. Bertulus est-elle un peu exagérée, car, après tout, les embarras gastriques, les fièvres intermittentes, les affec-

(1) C'est ainsi que dans l'espace de 11 mois, il est entré à l'Hôtel-Dieu 92 adultes atteints d'affection saturnine vulgairement appelée *Colique de plomb*; et il est permis d'ajouter à ce chiffre un plus grand nombre d'ouvriers qui se font soigner chez eux aux frais des sociétés auxquelles ils appartiennent.

tions typhodes, les exanthèmes de mauvaise nature etc., existaient dans les grandes villes et sévissaient sur les masses longtemps avant l'invention de l'éclairage au gaz. Toutefois on ne saurait nier l'influence pernicieuse de certaines émanations répandues au milieu des terrains par le mauvais système de tuyaux de circulation généralement employés ; et sous ce rapport nous nous associons complètement aux observations fort justes de l'auteur.

C'est là, du reste, il faut bien en convenir, la conséquence inévitable du progrès industriel ou, pour mieux dire, du progrès général. C'est le défaut de la qualité.

Cependant ce n'est pas tout encore. En dotant la ville et son territoire d'une quantité d'eau qui eût paru fabuleuse à l'esprit le plus aventureux de nos devanciers, les administrations municipales qui se sont succédées depuis une vingtaine d'années, ont rempli une grande et belle mission dont les générations futures profiteront encore plus que la nôtre. Mais, il ne faut pas se le dissimuler, la richesse engendre maintenant la prodigalité, et l'on est aussi insouciant aujourd'hui en présence de *mares* ou de *fondrières* qu'on était jaloux jadis de recueillir et de ménager le moindre filet d'eau.

L'honorable docteur Chaudoin , secrétaire du Conseil d'hygiène (1), fait observer très judicieusement « qu'en vue de la détérioration de quelques terres par les eaux du Canal, on ne peut affirmer que la santé publique ne finit

_____

(1) Loco. Cit. page 233.

par s'altérer si cette détérioration, fruit des infiltrations, se maintenait telle quelle? ou, ce qui est pire, si elle gagnait de plus grandes étendues de terrains? » -- M. Chaudoin à la vérité ne songeait, en s'exprimant ainsi, qu'à la banlieue. Mais vu la qualité des terrains et la nature très accidentée du sol sur lequel Marseille se trouve bâtie, ayant égard d'ailleurs à certaines habitudes encore mal corrigées d'une partie de la population, il est incontestable que de nombreux détritus organiques trouvent sans-cesse, et en dehors même des temps de pluie, l'espace et le véhicule nécessaires à une complète fermentation (1).

Et que l'on n'accuse pas l'administration de faiblesse ou de négligence. Il faut, au contraire, lui rendre cette justice qu'elle a fait et fait journellement les efforts les plus louables en faveur de l'assainissement général de la cité; mais il n'est pas toujours facile de lutter avec avantage contre de vieilles habitudes, et moins encore contre les exigences toujours croissantes du commerce et de l'industrie, c'est-à-dire contre la force et la richesse du pays.

Loin de nous cependant la pensée de vouloir établir une sorte d'incompatibilité entre les progrès de l'hygiène et ceux de l'industrie. Il s'agit seulement de montrer que la transformation complète que l'industrie imprime peu à peu au sol, réagit à son tour sur les vicissitudes climatéri-

(1) Je regrette que le temps ne me permette pas de citer, à ce sujet, les recherches de MM. HASPEL et MORTIN sur les effets du *Carbure hydrique.*

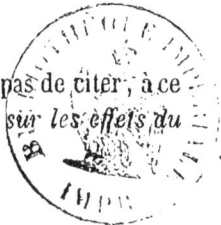

ques; et ces deux ordres de phénomènes, ainsi combinés ,
finissent par modifier , s'ils ne changent pas complètement
la physionomie habituelle des maladies.

Du reste, il ne s'agit pas ici d'un fait qui serait excep-
tionnel à notre climat, et en lisant un ouvrage (1) spécial
qu'on ne saurait trop recommander à l'attention de ceux
qui voudront s'occuper de l'histoire des révolutions météorologiques, il est facile de se convaincre que tout le sol
de la France a depuis longtemps subi et subit chaque
jour des changements analogues.

Mais il m'importe de ne pas trop insister sur un pareil
sujet; car « sondant le gué de bien loin, comme dit Mon-
taigne , et le trouvant trop profond pour ma taille , je
me tiens à la rive (2). »

(1) *Des changements dans le Climat de la France,* par le Professeur Fuster. — Paris 1845.— in-8°.

(2) Essais, T. 3. p. 139.

www.ingramcontent.com/pod-product-compliance
Lightning Source LLC
Chambersburg PA
CBHW071352200326
41520CB00013B/3192